Vert

LE

TRAITEMENT DES ABCÈS PAR CONGESTION

À L'AIDE DES

INJECTIONS D'ÉTHER IODOFORMÉ

PAR

André HAMEAU

Docteur en médecine de la Faculté de Paris

« Si l'on considère dans tout moyen thérapeutique l'*efficacité*, la *bénignité* et la *simplicité*, il suffit lorsque deux opérations sont en concurrence, d'examiner comparativement les trois qualités dans chacune d'elles et tout naturellement on choisit celle qui, avec une efficacité égale, présente une bénignité et une plus grande facilité d'exécution. »

VERNEUIL. — (*Discours prononcé au Congrès de chirurgie, 1888.*)

PARIS

G. STEINHEIL, ÉDITEUR

2, RUE CASIMIR-DELAVIGNE, 2

1888

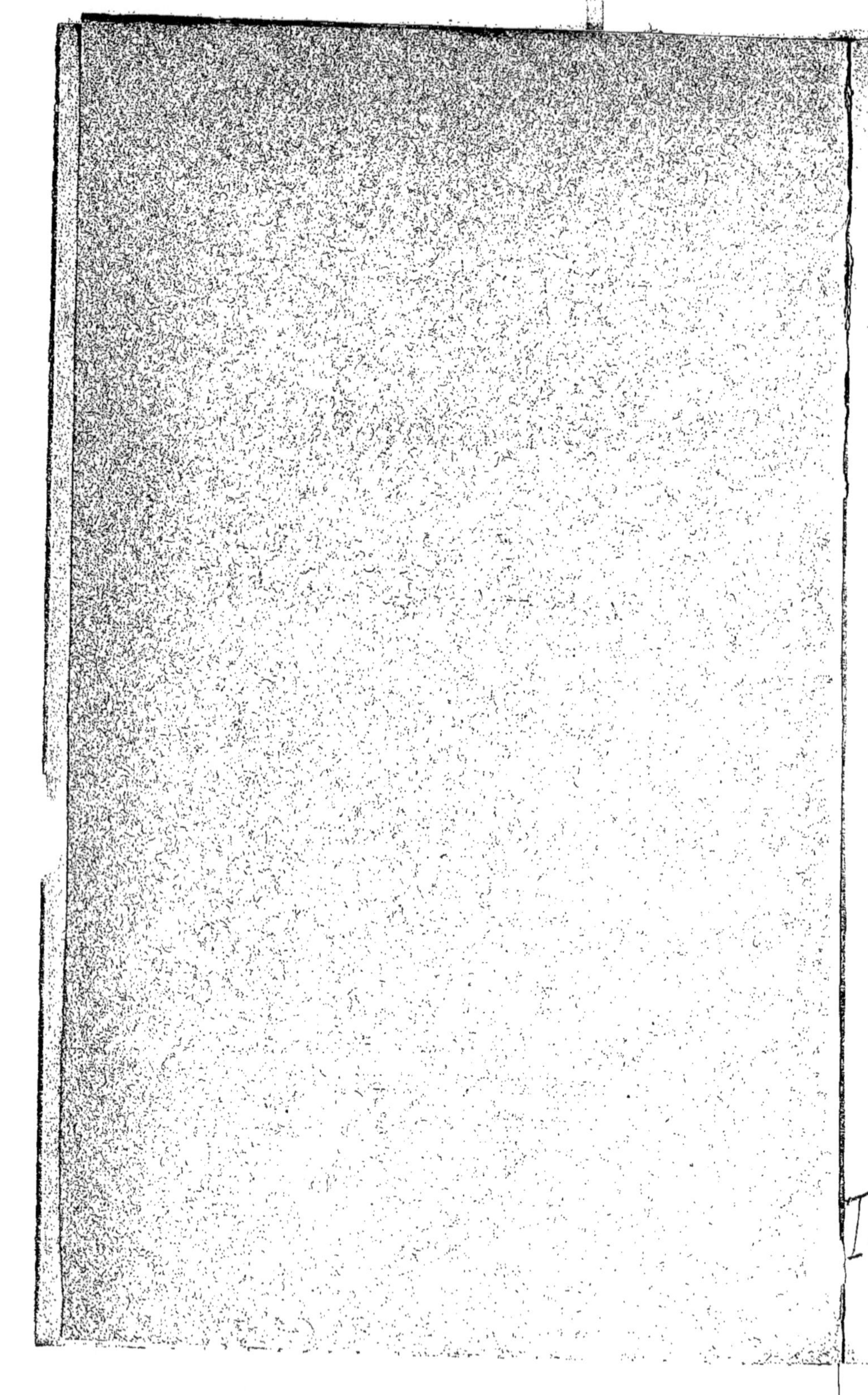

LE

TRAITEMENT DES ABCÈS PAR CONGESTION

A L'AIDE DES

INJECTIONS D'ÉTHER IODOFORMÉ

IMPRIMERIE LEMALE ET Cie, HAVRE

LE

TRAITEMENT DES ABCÈS PAR CONGESTION

A L'AIDE DES

INJECTIONS D'ÉTHER IODOFORMÉ

PAR

André HAMEAU

Docteur en médecine de la Faculté de Paris

« Si l'on considère dans tout moyen thérapeutique l'*efficacité*, la *bénignité* et la *simplicité*, il suffit lorsque deux opérations sont en concurrence, d'examiner comparativement les trois qualités dans chacune d'elles et tout naturellement on choisit celle qui, avec une efficacité égale, présente une bénignité et une plus grande facilité d'exécution. »

VERNEUIL. — (*Discours prononcé au Congrès de chirurgie, 1888.*)

PARIS

G. STEINHEIL, ÉDITEUR

2, RUE CASIMIR-DELAVIGNE, 2

—

1888

LE

TRAITEMENT DES ABCÈS PAR CONGESTION

A L'AIDE DES

INJECTIONS D'ÉTHER IODOFORMÉ

Décidé à me consacrer entièrement à la pratique médicale, j'ai recherché avec prédilection, au cours de mes études, les *bons remèdes qui guérissent*. Il en est certainement un grand nombre qui présentent toutes les qualités désirables, au milieu de l'innombrable éclosion qui, chaque jour, vient encombrer plutôt qu'enrichir la thérapeutique ; mais encore faut-il choisir avec discernement.

Parmi les *bons remèdes* dont les effets curatifs m'ont le plus satisfait, je dois compter l'iodoforme appliqué au traitement des abcès froids. C'est ainsi que j'ai été amené à écrire cette modeste thèse inaugurale.

En 1885, peu après le *Congrès français de chirurgie*,

j'eus l'occasion de voir traiter un abcès par congestion d'après la méthode du professeur Verneuil. Je fus frappé de la simplicité du procédé en même temps que de sa remarquable efficacité.

Et ma confiance et ma satisfaction augmentèrent à mesure qu'il me fut donné de suivre plus attentivement ses résultats dans les services de la Pitié, chez M. le professeur Verneuil lui-même, ou à l'Hôtel-Dieu chez M. Reclus, suppléant M. le professeur Richet.

Après avoir entendu une leçon clinique de M. Reclus sur ce sujet, je me suis senti complètement édifié et résolu à prendre pour texte de ma thèse : *Le traitement des abcès par congestion à l'aide des injections d'éther iodoformé.*

J'ai été d'ailleurs fortement encouragé dans ce choix par un homme éminent autant que bon qui a bien voulu me donner d'affectueux conseils (M. François Franck).

Ce n'est pas que ces quelques feuilles aient la moindre prétention d'ouvrir une perspective, ou d'apporter des faits d'un intérêt particulier ou de faire mieux connaître la méthode du maître. Non. Heureusement pour la méthode, elle a été magistralement exposée, largement divulguée, partout préconisée et adoptée. Je n'ai rien à ajouter à sa gloire. Mais j'aurai eu la satisfaction d'affirmer mon penchant pour un procédé qui se recommande par la facilité de son application et pour une méthode qui répond parfaitement aux notions que les études de bactériologie et d'antisepsie répandent sur la science médicale tout entière.

Qu'il me soit permis de remercier M. le professeur

Verneuil de la bienveillance avec laquelle il a mis à ma disposition les malades de son service. Qu'il daigne accepter toute ma reconnaissance pour l'honneur qu'il m'a fait en acceptant la présidence du jury devant lequel je ne puis qu'implorer l'indulgence.

CHAPITRE PREMIER

HISTORIQUE

§ I. — Avant 1885.

Depuis la seconde moitié du XVIIIe siècle, époque à laquelle les abcès par congestion furent bien connus, grâce aux travaux de David de Rouen, en 1779, et de B. Bell en 1787, jusqu'au moment où la méthode de Lister fut répandue en France, les chirurgiens se montraient très réservés dans le traitement de ces abcès. Ce qu'ils redoutaient avant tout c'était l'entrée de l'air dans le foyer de l'abcès ; aussi font-ils tous leurs efforts pour en éviter l'ouverture, et cherchent-ils à en obtenir la résolution.

Que font-ils pour cela ? Les uns comme MM. Clairat et Morpurgo, vantent la compression ; d'autres lui préfèrent les cautères et la cautérisation transcurrente ; Abernethy employait l'électricité pour produire l'excitation du foyer ; Larrey faisait surtout usage des moxas. Bouvier trouvait ces moyens trop énergiques ; il leur préférait les applications de teinture d'iode, les pommades épispastiques, les emplâtres et les onguents stibiés. Les bains et les douches d'eaux minérales, salines ou sulfureuses étaient aussi en honneur.

Mais ces moyens allaient souvent contre le but qu'on se proposait. Au lieu d'amener la résorption du pus, ils produisaient une inflammation trop vive dont la conséquence était souvent l'ulcération de la poche. Aussi, en nous rapprochant de notre époque, voyons-nous les chirurgiens se montrer très réservés sur leur emploi. « Le chirurgien, nous dit Nélaton, s'abstiendra de toute application irritante, de tous les moyens thérapeutiques qui pourraient avoir pour effet d'enflammer les parois du foyer, tels que la compression, les vésicatoires volants, les cautères, les moxas, la cautérisation transcurrente, moyens dangereux qui ont été conseillés par quelques auteurs dans le but de provoquer la résorption du pus contenu dans l'abcès ».

Follin, à ce sujet, s'exprime en ces termes :

« Les procédés de révulsion vive, comme le moxa, le cautère, les vésicatoires même, doivent être proscrits du traitement des abcès par congestion. » Il recommande au contraire le repos et l'application de quelques couches de teinture d'iode.

Le traitement général n'était pas négligé, il peut se résumer en quelques mots : Toniques, grand air, soit à la campagne, soit au bord de la mer.

Le plus souvent, malgré cette thérapeutique, l'abcès au lieu de rétrocéder, persistait, augmentait de volume et menaçait de s'ouvrir. Une intervention était donc nécessaire pour donner issue au pus, avant qu'il ne se soit frayé une ouverture en ulcérant la peau.

Plusieurs procédés ont été tour à tour employés pour pratiquer l'ouverture des abcès par congestion. Ce sont l'ouverture par les caustiques, le cautère ou le séton ; la ponction simple, la ponction oblique, seule ou suivie de l'aspiration du liquide, la ponction suivie d'injection, l'incision et l'excision.

Je ne ferai que citer pour mémoire l'ouverture par les caustiques, le cautère ou le séton, car ils ont été vite abandonnés parce qu'ils avaient pour résultat habituel d'établir une fistule presque incurable.

La ponction simple a également été très vite abandonnée pour la ponction oblique ou sous-cutanée qui a, au contraire, joui d'une très grande faveur, et qui, on peut le dire, a été généralement adoptée. Elle fut imaginée presque en même temps par Abernethy en Angleterre et Boyer en France. La méthode d'Abernethy, dite méthode valvulaire, consiste à enfoncer à plat et obliquement un bistouri étroit dans le paroi de l'abcès ; de la sorte, on fait à la peau puis à l'enveloppe cellulaire de l'abcès une double ouverture dont les deux orifices sont séparés par une étendue plus ou moins considérable. Quand le liquide s'est écoulé au dehors, cette sorte de valvule ferme exactement la communication de l'abcès avec l'extérieur. Le procédé de Boyer diffère peu du précédent : « La peau qui recouvre l'abcès est attirée vers un des côtés de la tumeur, et maintenue dans cette position pendant qu'avec un bistouri étroit on fait une ponction ; on laisse le liquide s'écouler ; puis lorsque la poche est vide on cesse de maintenir la peau ; celle-ci reprend ses rapports primitifs avec la tumeur, le parallélisme de l'ouverture interne et externe se trouve détruit et l'entrée de l'air dans le foyer est impossible ».

C'était une opération simple et peu douloureuse pour le malade. Mais la guérison n'était pas obtenue après une ponction. Le liquide se reproduisait le plus souvent et plusieurs ponctions successives étaient nécessaires. Dans l'intervalle des ponctions on tentait la résorption du liquide par les moyens dont nous avons déjà parlé. Cette méthode a donné d'heureux résultats entre les mains de ses auteurs et des chirurgiens qui les imitèrent. Mais les succès n'étaient pas aussi nombreux qu'on l'eût désiré, souvent des fistules s'établissaient et le malade était emporté par la fièvre hectique. Malgré tout, ce n'en était pas moins un immense progrès thérapeutique.

Plus tard la méthode sous-cutanée subit des modifications, ou plutôt des perfectionnements dont les principaux sont dus à Alliot et à J. Guérin.

Le procédé d'Alliot est consigné dans la Gazette médicale (1834) :

« Je pratiquai, dit l'auteur, à deux pouces et demi en dehors de la tumeur une incision où la seule épaisseur de la peau se trouva intéressée ; une sonde d'assez médiocre calibre fut alors dirigée au milieu du tissu cellulaire sous-cutané, jusque dans le foyer ; tandis que le liquide coulait, une main abaissait les téguments, qui, constamment appliqués sur la masse décroissante du fluide ne permettait aucun vide. » Le but que se proposait Alliot, était de donner plus de longueur au trajet sous-cutané.

J. Guérin en 1841, remplace le bistouri par un trocart aplati.

On chercha également à perfectionner le mode d'évacuation du pus. C'est ainsi que M. A. Petit fit usage d'une ventouse appliquée sur le point ponctionné.

Le Prof. Pelletan proposa dans ce but un appareil qui se rapproche beaucoup des aspirateurs en usage aujourd'hui. Il se servait d'un trocart large et aplati, muni d'un robinet et d'une seringue pouvant se visser sur le trocart quand le mandrin en était retiré.

Voici le manuel opératoire : Le trocart ayant été introduit dans le foyer, après avoir parcouru dans le tissu cellulaire sous-cutané un trajet de quelques centimètres, le mandrin est retiré lentement jusqu'à ce que l'on aperçoive une marque indiquant que le robinet est dégagé; celui-ci est alors fermé, puis le mandrin retiré entièrement, et l'on visse sur la canule du trocart la seringue, avec laquelle est faite l'aspiration du pus, pendant qu'un aide exerce une légère pression sur le foyer. Dès que la seringue est remplie, on la dévisse, après avoir toutefois fermé le robinet, et on la vide pour la replacer ensuite et faire une nouvelle aspiration.

Ce procédé est enfin simplifié par M. Charrière, qui dispose la seringue de manière qu'elle puisse fonctionner sans qu'il soit besoin de la dévisser.

Nous avons vu jusqu'ici qu'on se contentait simplement d'évacuer le pus. Mais bientôt on essaya de faire dans le foyer des injections médicamenteuses. C'est à MM. Abeille et Boinet que revient l'honneur d'avoir vulgarisé ce mode de traitement imaginé par Velpeau. Ils publièrent leurs premiers travaux sur les injections iodées en 1846. Boinet après avoir ponctionné obliquement la tumeur avec un trocart, et vidé le pus, poussait à l'aide d'une seringue adaptée à la canule un liquide composé de parties égales d'eau et de teinture d'iode, avec addition de 2 gr. d'iodure de potassium pour 100 gr. de teinture. La quantité de liquide injecté variait suivant l'étendue du foyer entre 100 et 200 gr. Il laissait séjourner ce liquide 8 à 10 minutes et exerçait des pressions modérées sur la tumeur afin de la faire pénétrer partout. Il faisait alors sortir le liquide et fermait la petite plaie avec une plaque de diachylon. Ces injections étaient répétées, dès que la fluctuation redevenait évidente.

Denonvilliers (art. *Abcès par congestion*, du Diction. encyclopédique), se montre partisan des injections iodées : « Bien qu'elle soit loin, dit-il, de guérir la totalité ou même la majorité des abcès au traitement desquels on l'applique, cette méthode mérite d'être conservée et c'est elle qui, combinée avec les ponctions successives, me paraît appelée à prendre la première place dans la thérapeutique des abcès par congestion qui ont résisté au traitement médical ou que les circonstances forcent d'ouvrir ».

Bonnet, de Lyon, injectait 60 grammes de teinture d'iode pure qu'il *abandonnait dans le foyer*.

Jusque-là, on le voit, la grande préoccupation des chirurgiens était de faire la plus petite ouverture possible, tout en évacuant le pus. Puis on avait pensé à modifier la surface interne de l'abcès afin d'en provoquer l'adhérence par une franche inflammation. Abeille, Boinet, Bonnet, n'avaient pas eu d'autre objectif. Mais si l'idée qu'ils se formaient du mode d'action de la teinture d'iode n'était pas complètement conforme aux théories qui nous guident aujourd'hui, il faut reconnaître que la méthode était excellente, et fait le plus grand honneur à l'esprit observateur de ces maîtres distingués.

Bientôt cependant quelques chirurgiens se montrèrent plus hardis ; ils ne craignirent pas de pratiquer de larges incisions et même l'excision.

Les promoteurs de ces méthodes furent : pour la première, Lisfranc ; pour la seconde, Seutin.

Lisfranc ouvrait largement la poche, et appliquait trente ou quarante sangsues sur les parois du foyer, immédiatement après l'incision pour éviter l'inflammation. Son élève Denonvilliers, tout en reconnaissant l'utilité des saignées locales, n'est cependant pas partisan de la méthode préconisée par son maître. Au contraire Bégin, Payan (d'Aix) et Michel (de Strasbourg), se rangèrent du côté de Lisfranc. Enfin plus près de nous, Laugier (article du Dictionnaire de médecine et de chirurgie pratiques), recommande les larges incisions sans les sangsues, et il obtient le même succès que Lisfranc.

Enfin Seutin proposa en 1841 de faire l'excision des parois du kyste. Cette tentative fut trouvée audacieuse : « Que dire de la proposition de Seutin, qui veut que l'on excise les parois de l'abcès ! » s'écrie Laugier.

Plus tard, néanmoins, cette proposition devait trouver des partisans.

En effet, la méthode de Lister qui donnait de si brillants résultats dans la plupart des opérations devait étendre ses bienfaits au traitement des abcès par congestion.

Lister, le premier, confiant dans sa méthode, ouvre largement les abcès par congestion. Après évacuation du pus, il lave la poche avec une solution forte d'acide phénique ; puis il protège le foyer par un pansement antiseptique. Ses essais furent couronnés de succès. Il en fit connaître les heureux résultats et bientôt sa pratique fut suivie par tous les chirurgiens. C'était un progrès considérable. Combien de malades ont dû la vie à la méthode antiseptique ! Cependant on ne devait pas s'arrêter en si bon chemin. Un chirurgien français ne tarda pas à faire avancer d'un pas de plus la thérapeutique des abcès par congestion. Le Prof. Lannelongue par ses recherches sur l'anatomie pathologique des abcès froids, montra le point précis où la chirurgie devait porter son action pour devenir durable. Il démontra que le contenu n'était rien, contrairement à ce que l'on croyait, que le contenant était tout ; que les parois de la poche étaient formées par du *tissu de nature tuberculeuse*, source du pus. Le pus ne provient pas seulement de la lésion osseuse, mais il est encore et principalemont produit sur place, par les parois mêmes de l'abcès. L'indication qui découle de cette démonstration si importante n'est donc plus de recourir à la médecine palliative, mais de rechercher la cure même par la destruction du foyer générateur. Détruire la poche, telle était désormais la visée d'une thérapeutique vraiment rationnelle. M. Lannelongue y parvient par la pratique suivante : ouvrir largement la poche, décortiquer la paroi avec de longues spatules ou des curettes pour enlever soigneusement tous les tissus tuberculeux jusque dans les moindres anfractuosités ;

laver ensuite avec une solution antiseptique ou de chlorure de zinc; enfin drainage et pansement antiseptique.

Les Prof. Trélat et Duplay, et M. Léon Labbé, pour ne citer que quelques-uns des principaux, n'en usèrent pas autrement.

M. Reclus extirpa non seulement la paroi propre de l'abcès, mais le tissu embryonnaire et les prolongements qu'il envoie dans les interstices voisins. Il cite, dans ses *Critiques et cliniques chirurgicales*, un cas suivi de guérison dans lequel il avait agi de la sorte.

Les larges incisions et le grattage trouvèrent de nombreux partisans non seulement en France, mais encore dans les autres pays, en Angleterre et en Allemagne surtout.

Les Allemands n'aiment pas à rester en arrière, aussi ne proposent-ils pas seulement de détruire la poche, mais d'aller en outre ruginer l'os malade. Les chirurgiens français sont moins hardis, il vaudrait peut-être mieux dire plus raisonnables ; ils veulent bien porter la rugine sur la vertèbre malade, quand celle-ci est facilement accessible et pas trop éloignée du foyer puriforme, mais ils reculent quand il s'agit d'une lésion osseuse difficile à atteindre, comme celles, par exemple qui siègent sur le corps des vertèbres dorsales.

Au contraire, Bœckel et Israël n'hésitent pas à réséquer des côtes pour atteindre plus aisément avec la rugine le corps d'une vertèbre dorsale.

Si, en 1878, on disait encore : « tout mettre en œuvre pour éviter l'ouverture de l'abcès », en 1885 au Congrès français de chirurgie, Socin (de Bâle) disait: « J'enlève par le curage tous les tissus qui me paraissent suspects ; je ne m'arrête que quand je ne puis pas faire davantage.

« Je ne fais pas de miséricorde aux muscles ni à la peau. Je ne respecte que les vaisseaux. Les boyaux diverticulaires des poches purulentes sont fouillés jusque dans les profondeurs. Si je rencontre des colonnes charnues je les coupe entre ligatures, pour que rien ne vienne gêner mon exploration. M. Trélat disait qu'il y a bien un point où l'on doit s'arrêter... à peine. Il citait la colonne vertébrale. Pourquoi ne s'adresserait-on pas à elle ? »

§ II. — **Depuis 1885.**

Au premier Congrès de chirurgie tenu à Paris au mois d'avril 1885, un débat important s'engagea sur le traitement des abcès tuberculeux, et on peut dire que tous les chirurgiens qui prirent part à la discussion se montrèrent partisans des grandes incisions et du grattage. La discussion ne portait que sur un point : savoir où devait s'arrêter la main du chirurgien dans les abcès par congestion d'origine vertébrale. Nous venons de voir ce que pensait Socin.

Le professeur Verneuil vint « apporter au débat la note discordante ».

M. Verneuil n'est pas partisan du raclage ; il lui préfère un mode de traitement plus simple : l'évacuation du pus avec un aspirateur, puis injection dans la poche d'une solution d'éther iodoformé. Cette communication ayant été très courte, M. Verneuil exposa sa méthode avec plus d'ampleur dans un mémoire paru dans la *Revue de chirurgie* du 10 mai 1885.

Dans cet important mémoire, M. Verneuil nous apprend que c'est après avoir lu le travail de Von Mosetig-Moorhof qu'il commença ses essais en 1883.

Se basant sur les découvertes qui venaient d'être faites, concernant l'anatomie pathologique et l'histologie des abcès froids, d'une part, et sur l'action spécifique de l'iodoforme vis-à-vis des produits de nature tuberculeuse, d'autre part ; il pensa qu'on pourrait substituer à la thérapeutique sanglante des abcès, qui offrait des dangers, une thérapeutique médicamenteuse. Mais il fallait trouver un véhicule capable de porter sûrement l'iodoforme jusque dans les moindres anfractuosités de la cavité ; l'éther semblant très bien répondre à ce but, il fut employé.

Les essais furent faits, et après une autopsie, il devenait évident que l'iodoforme injecté était précipité à la surface de la poche après la disparition de l'éther.

Au chapitre du manuel opératoire, qui est très minutieusement décrit, on trouve, dans une première partie, de quelle façon et avec quel instrument on doit procéder à l'évacuation du pus. La seconde partie qui a pour titre : *Quantité et concentration du liquide injecté*, est traitée avec beaucoup de détails. C'est là, en effet, un point très important ; et il était de toute nécessité de connaître la quantité d'iodoforme nécessaire pour obtenir l'efficacité. Les faits ont montré que plus la solution était concentrée plus l'action était rapide. Ils ont montré également qu'une trop forte quantité d'iodoforme produisait des phénomènes d'intoxication. Aussi pour tout concilier M. Verneuil pose-t-il les conclusions suivantes : *Petites cavités, solutions fortes, action énergique, guérison prompte ; grandes cavités, solutions faibles, action prolongée, guérison lente.*

Enfin au bout de combien de temps l'action de l'iodoforme cesse-t-elle ? Quand doit-on répéter les injections ? L'expérimentation et le microscope ne donnant pas de renseignements concluants à ce sujet, il était difficile de répondre. Et voici à quel précepte s'arrête M. Verneuil : « Jusqu'à nouvel ordre, le chirurgien devra donc procéder par tâtonnement et renouveler l'injection quand il croira que l'effet des précédentes est épuisée. Au reste, la petite opération est si bénigne et si simple qu'elle peut être, à mon sens, répétée en moyenne tous les mois sans inconvénient ».

Le traitement devait, par sa simplicité, séduire beaucoup de chirurgiens. C'est en effet ce qui arriva ; il fut essayé un peu partout. C'est ainsi que dès le mois d'août 1885, pendant mon externat dans le service du Dr Dudon, j'ai vu ce maître distingué traiter avec succès par la méthode de Verneuil, un abcès d'origine vertébrale.

Un an après la publication du maître, un de ses élèves publiait un nouveau mémoire. Dans ce mémoire, M. Verchère expose les perfectionnements apportés dans le manuel opératoire, montre comment se comporte l'abcès après l'injection, les petits accidents qui peuvent survenir et la manière de les éviter. Il donne à la fin une série d'observations probantes et conclut de ces observations que toutes les collections tuberculeuses idiopathiques ou symptomatiques d'une lésion osseuse guérissent par l'injection d'éther iodoformé après évacuation de la poche : « La guérison s'obtient parfois avec une seule injection; mais le plus souvent si la peau est normale, il faudra revenir plusieurs fois à la ponction et à l'injection. Celles-ci devront être faites tous les mois : six injections au plus nous ont été nécessaires pour parfaire la guérison d'abcès volumineux. On ne doit pas injecter plus de 3 gr. d'iodoforme chaque fois. Si la peau s'ulcère à la suite de l'injection, la poche s'éliminera rapidement sous forme de bourbillon jaunâtre et la guérison se fera sans autre accident ».

M. Kirmisson, de son côté, publia (in *Gazette hebdomadaire de médecine*, 5 mars 1886), la relation de trois faits de guérison d'abcès froids volumineux, tentés par la méthode de Verneuil.

« Dans le premier cas il s'agissait d'un énorme abcès occupant la totalité de la fosse iliaque, le triangle de Scarpa et la région fessière. Une seule injection, après ponction, de 50 gr. d'une solution éthérée d'iodoforme à 8 0/0. Guérison trois mois après.

« La deuxième observation a trait à un tuberculeux de 50 ans, porteur d'un large abcès de la région supérieure de la cuisse. Trois injections à divers intervalles amenèrent la guérison complète.

« Le troisième cas est celui d'un malade, âgé de 36 ans, porteur depuis 3 ans d'un abcès froid, occupant la fesse et envoyant des prolongements à la partie postérieure de la cuisse et dans le triangle de Scarpa. Le toucher faisait reconnaître que la partie antérieure du sacrum était tuméfiée et douloureuse. Après une première ponction ayant donné issue à 2 litres de pus mal lié, on injecte dans la poche 20 grammes d'une solution d'éther iodoformé au dixième. Un mois après, nouvelle ponction et nouvelle injection. Après quatre ponctions le malade se considérant comme guéri, demandait à quitter l'hôpital. Revu cinq mois après, son état était le suivant : la cuisse droite offrait son volume normal, la fesse n'était nullement tuméfiée, à la place qu'occupait l'abcès, il existait une sorte de plaque fibreuse qui paraissait s'enfoncer vers la grande échancrure sciatique. »

La méthode de Verneuil se répandit de plus en plus et des succès nouveaux vinrent plaider en sa faveur. Cependant tout le monde ne fut pas aussi heureux ; à côté des succès on publia des insuccès ; mais, comme le fait très bien remarquer M. Verchère, ces insuccès devaient être plutôt imputés au mode d'application de la méthode qu'à la méthode elle-même.

M. Reclus qui, en 1884, préconisait les larges incisions et le raclage, ayant reconnu les avantages qu'offraient les injections iodoformées, devint un des plus éloquents défenseurs de cette méthode ; il a publié les cas de sa pratique, soit dans les journaux de médecine, soit dans ses *Cliniques de l'Hôtel-Dieu*. Récemment encore, il écrivait sur ce sujet dans le deuxième fascicule des Études cliniques et expérimentales sur la tuberculose, et toujours se félicitant des résultats obtenus.

M. Terrillon, dans une clinique sur les *abcès froids ossifluents* (*Progrès médical*), recommande surtout cette méthode comme bonne et inoffensive. Il faut ajouter que le chirurgien de la Salpêtrière n'est pas exclusif et qu'il emploie également de larges incisions et le grattage.

Les partisans du grattage défendent aussi leur méthode : nous voyons Leser au Congrès des chirurgiens allemands de 1886, exposer la pratique de la clinique de Halle et vanter ses succès. Le procédé de traitement des abcès par congestion, à la clinique de Halle, consiste, après avoir ouvert largement et vidé l'abcès, dans le lavage des parois avec une solution chaude d'acide borique ou salicylique, puis on place des drains volumineux et on suture la peau. Le grattage n'est pratiqué que dans les cas où les parois sont accessibles à l'œil. Sur 50 malades opérés ainsi par Leser, pas un n'a succombé aux suites de l'opération et dans 23 cas la réunion a eu lieu par première intention.

La même année, en France, MM. Lannelongue et Coudray (in *Nouveau Dict. de médecine et chirurgie pratiques*), recommandent le grattage comme procédé de choix.

A l'heure présente le Prof. Lannelongue (in *Tuberculose vertébrale*, 1888), s'exprime ainsi : « Extirpation de la paroi de l'abcès et du foyer osseux lui-même, toutes les fois que la chose est possible ; on ouvre largement la poche, on décortique la paroi ; je me sers pour cela de longues spatules ou curettes d'un usage très commode. Si on peut atteindre le foyer vertébral, on le gratte, on l'évide avec la curette de Volkmann ; on enlève tout ce qui est suspect. Mais on devine que cette méthode, la seule rationnelle en somme, n'est pas, il s'en faut, toujours applicable au mal de Pott et qu'elle n'est pas sans inconvénients, et même sans quelques dangers ».

Injections d'éther iodoformé et grattage sont donc actuellement les deux modes principaux de traitement des abcès par congestion. Quelques chirurgiens en ont cependant préconisé d'autres. C'est ainsi que Shede au Congrès des chirurgiens allemands de 1886, fit part de sa manière de faire, qui consiste à ponctionner l'abcès avec un gros trocart, puis quand il est vidé à le laver, avec une solution de sublimé.

Bruns, en 1887 (Congrès des chirurgiens allemands), expose son traitement qui est une combinaison des injections d'éther iodoformé et du grattage. Après aspiration du pus, il injecte une solution d'éther iodoformé afin de modifier la paroi interne de la poche, et huit à dix jours après cette injection il pratique le grattage; cette manière de faire n'appartient pas en propre à Bruns, elle est employée depuis plusieurs années en France par un certain nombre de chirurgiens, entre autres, le Prof. Trélat, dans le but de stériliser les parois de la poche, avant d'y porter la cuiller tranchante, ils diminuent de la sorte les chances possibles d'auto-inoculation.

J. H. Webb, a préconisé les insufflations d'air chaud chargé d'acide phénique.

Mikulicz et Billroth, ont employé un mélange d'iodoforme et de glycérine.

Le traitement des abcès par congestion a donc subi

dans l'espace d'un peu plus d'un siècle bien des changements : ponction sous-cutanée de Boyer ; larges incisions de Lisfranc ; ponctions au trocart, simples et suivies d'injections modificatrices ; incisions, suivies de lavages antiseptiques ; décortication ; injections d'éther iodoformé. Il faut dire à la louange de la chirurgie moderne que parmi tous ces traitements divers, les plus rationnels sont son œuvre. C'est à Lister que revient l'honneur d'avoir fait disparaître ces complications septiques si redoutées de Boyer, Nélaton, et même de nos maîtres : c'est au Prof. Lannelongue que revient le mérite d'avoir appris à quelle partie de l'abcès la chirurgie devait s'adresser pour agir efficacement.

M. le Prof. Verneuil aura l'honneur d'avoir mis entre les mains des chirurgiens un traitement simple, inoffensif et efficace.

CHAPITRE II

ANATOMIE PATHOLOGIQUE

Les abcès par congestion sont très fréquents dans le mal de Pott ; on peut même dire qu'ils sont la règle, puisque sur 180 autopsies M. Lannelongue ne les a vu manquer qu'une fois. Si pendant la vie on les observe plus rarement c'est qu'ils doivent pour être apparents avoir fait le plus souvent une longue migration. Leur description est admirablement faite dans tous les traités classiques. Aussi laisserai-je ce point de côté pour ne m'occuper que de l'histologie pathologique qui a été bien traitée pour la première fois par M. Lannelongue. Depuis rien n'a été ajouté aux travaux de cet éminent professeur.

Les abcès par congestion sont d'origine osseuse, ils sont de nature tuberculeuse. Voici ce que dit à ce sujet M. Lannelongue : « Il est établi aujourd'hui que la lésion essentielle et primitive de l'abcès froid, ossifluent ou non, est l'élément tuberculeux. La membrane granuleuse mérite le nom de tuberculogène ; elle est constituée par du tissu embryonnaire infiltré de tubercules adultes de follicules dégénérés, ramollis, suppurés dans la zone adjacente à la cavité. Ces tubercules déversent leur contenu dans la collection qui n'a pas d'autre origine. Dans la zone avancée, zone active ou d'infiltration, on ne trouve qu'un tissu jeune constitué par une néoplasie conjonctive, embryonnaire, au milieu de laquelle on rencontre çà et là les cellules géantes et les groupes cellulaires du nodule tuberculeux. En un mot la membrane dégénère par sa face cavitaire, prolifère et progresse par sa face externe adhérente aux tissus adjacents ».

Ces connaissances viennent considérablement simplifier et éclaircir la pathogénie des abcès migrateurs. La lésion osseuse qui est le point de départ de l'abcès est de nature tuberculeuse. Le tissu embryonnaire tuberculeux parti de ce foyer osseux, vertébral, gagne les tissus environnants, le grand surtout ligamenteux antérieur quelquefois, mais le plus souvent le mince périoste qui recouvre les parties latérales des corps vertébraux qui se prêtent beaucoup mieux à l'envahissement. Le foyer primitif s'agrandit : que les follicules dégénèrent, qu'ils se ramollissent et suppurent, voilà un petit abcès formé. Que la zone d'infiltration gagne de proche en proche les tissus voisins ; qu'en même temps la membrane tuberculogène dégénère, l'abcès augmente de volume. Ce travail continuant on arrive à ces vastes collections connues de tout le monde.

La migration de ces abcès devient facile à expliquer ; la pesanteur et la contraction musculaire qui étaient considérées autrefois comme les agents principaux de cette migration passent maintenant au second plan : « Les influences physiques, dit M. Lannelongue, ne jouent qu'un rôle secondaire et adjuvant dans ce développement des abcès tuberculeux, ossifluents ou autres ; le rôle essentiellement actif appartient à la membrane tuberculogène. Nous savons déjà quel est son mode de fonctionnement ; nous avons montré comment toute paroi tuberculeuse d'une collection se détruit progressivement par dégénérescence sur sa face cavitaire tandis qu'elle se propage par sa face extérieure et comment par cette évolution continue elle infiltre de follicules nouveaux les couches successives des tissus. La rapidité du développement de l'abcès est en réalité sous la dépendance de l'activité variable de cette membrane. Mais cette activité rencontre dans les tissus périphériques, ici des obstacles, des résistances considérables, là une facilité plus grande à son développement. Entre tous les tissus, le tissu conjonctif se prête le mieux à cet envahissement ; là où il est lâche la progression est rapide ». Les abcès suivent, en effet, souvent les gaines des nerfs, des vaisseaux, des muscles, c'est-à-dire les espaces conjonctifs. Les anciens avaient bien remarqué ce fait. C'est pourquoi Bourjot Saint-Hilaire avançait que le pus marche habituellement le long des cordons nerveux, tandis que d'autres soutenaient qu'il s'insinue entre les muscles et que sa voie lui est tracée d'avance par les gaines aponévrotiques.

L'abcès migrateur formé, sa poche terminale, qui se trouve plus ou moins éloignée du foyer d'origine, est mise en communication avec ce foyer par un long trajet étroit. Tel est le cas le plus fréquent. Quelquefois cependant il n'en est pas ainsi : la cavité de l'abcès se trouve isolée de la cavité vertébrale. M. Lannelongue en donne l'explication suivante : « Alors l'abcès a son origine dans une masse de fongosités adjacente au rachis et née d'un bourgeonnement du foyer tuberculeux primitif. La lésion tuberculeuse est continue mais la cavité est cloisonnée par une certaine portion de tissu infiltré qui n'est pas ramolli ». Cette disposition est dans ce cas primitive ; elle peut aussi être secondaire : « Il suffit que le foyer de communication se ferme, qu'il soit d'ailleurs obstrué par une production de fongosités en un point, ou qu'il se rétracte et se cicatrise par un véritable processus de séparation et de guérison ». On peut trouver une séparation complète, du tissu fibreux s'étant substitué au tissu de fongosités.

L'abcès par congestion est donc d'origine osseuse et de nature tuberculeuse; il peut être en communication avec la lésion osseuse foyer d'origine, ou en être isolé. Enfin, l'infection, l'envahissement tuberculeux se fait par le tissu conjonctif. Ce tissu conjonctif étant très abondant autour des vaisseaux et des nerfs et aussi autour des muscles, nous nous expliquons maintenant pourquoi ces abcès dans leur développement suivent les gaines des muscles et les trajets des vaisseaux et des nerfs.

Les dissections ont bien montré les rapports qui pouvaient exister entre les abcès et les vaisseaux: le plus souvent les vaisseaux, artères ou veines, sont compris dans la membrane externe de la poche purulente dont il est quelquefois difficile de les séparer. D'autres fois la poche purulente est traversée de part en part par un ou plusieurs vaisseaux (les artères intercostales, en général, et en particulier dans le fait rapporté par Lannelongue). Ceux-ci semblent baigner dans le pus, mais en réalité ils en sont séparés par la membrane tuberculogène qui se réfléchit sur eux à la manière des séreuses sur les tendons. Et, chose remarquable, les hémorrhagies sont très peu fréquentes. S'il en est ainsi c'est que les parois vasculaires se prêtent difficilement à l'envahissemeet tuberculeux.

Les nerfs n'échappent pas non plus à cet envahissement; et, outre la compression qu'ils subissent, ils peuvent être altérés dans leur structure.

La moelle elle-même n'est pas à l'abri. L'abcès peut pénétrer dans le canal rachidien et la comprimer, mais, en général, ce sont les méninges qui se laissent envahir par les tubercules et qui deviennent rapidement le siège d'une pachyméningite.

Il est inutile d'insister sur tous ces faits qui sont bien connus. Si je les ai rappelés brièvement c'est qu'ils doivent être pris en considération quand il s'agit de traiter les abcès par congestion.

CHAPITRE III

TRAITEMENT

Cette opération est très simple. Elle se fait avec l'aspirateur de Dieulafoy ou de Potain. Il n'est pas besoin d'ajouter que les appareils doivent être aseptiques, les trocarts passés à la flamme de la lampe à alcool.

Le manuel opératoire peut être divisé en trois temps : ponction, évacuation, injection. La *ponction* doit être faite avec le *trocart n°* 3 de l'aspirateur. Avec ce trocart n° 3 on évite plus sûrement l'obstruction de la canule par les grumeaux caséeux. On enfonce obliquement le trocart de manière à créer dans le tissu cellulaire un trajet entre la peau et la paroi même de l'abcès. En agissant ainsi, quand le trocart est retiré, les deux orifices ne se correspondant plus, on évite l'issue du liquide médicamenteux.

L'*évacuation* du pus se fait toute seule, naturellement, par le vide de l'aspirateur sans qu'il soit besoin d'exercer sur la poche aucune manipulation. M. Verneuil, recommande surtout, et il insiste sur ce point, de ne faire aucune manipulation, toute manœuvre de ce genre pouvant avoir pour résultat l'ouverture des petits vaisseaux siégeant dans les parois de l'abcès. Aussi quand la canule se trouve obstruée par des grumeaux de pus ou de matière caséeuse, doit-on la ramoner avec un mandrin. Au lieu de faire le vide dans l'aspirateur avant d'amorcer le tube de caoutchouc de la seringue à la canule, il est préférable de ne faire le vide que lorsque l'amorçage est fait, et encore fait-on le vide progressivement en tirant lentement le piston. On évite ainsi le changement brusque de pression dans la poche.

Injection. — Quand le pus est évacué on pousse *lentement* dans la poche 50 à 60 grammes en moyenne de la solution d'éther iodoformé à 5 0/0. La quantité de solution injectée varie nécessairement avec la capacité de la poche. Mais il ne faut pas oublier que l'on ne doit jamais injecter plus de 3 à 4 grammes d'iodoforme, 5 grammes au maximum. Il faut se garder de remplir complètement la poche avec le liquide médicamenteux ; car l'éther en se vaporisant soumettrait la poche à une tension beaucoup trop forte. L'injection faite on retire le trocart et on ferme l'orifice cutané avec de la baudruche et du collodion.

Quand la peau qui recouvre l'abcès est amincie, violacée, et menace de s'ouvrir, M. Verneuil recommande une méthode un peu différente, qu'il nomme la *seconde méthode :*

On pratique la ponction, l'évacuation et l'injection comme dans les cas où la peau est saine. Mais c'est ici surtout qu'il faut éviter une trop forte tension de la poche. Pour cela il suffit de laisser la canule en place après l'injection, on la maintient fermée en appliquant le pouce sur son orifice externe. On peut ainsi diminuer la tension à volonté, et on retire la canule quand on juge que la tension est insuffisante pour produire une ouverture spontanée précoce. Le lendemain on pratique avec le bistouri une ouverture linéaire de 1 à 2 centimètres par laquelle on introduit dans la poche un petit tube en caoutchouc, à la manière d'un drain. Ce tube permettra dans la suite de pratiquer de nouvelles injections, et laissera sortir le contenu de la poche. En agissant ainsi on substitue à une ouverture irrégulière une ouverture nette, linéaire. En n'ouvrant la poche qu'après l'injection iodoformée on n'opère que sur un tissu déjà stérilisé.

La guérison peut survenir après une seule injection. Dans ce cas, après la distension de la poche qui suit l'injection, on voit petit à petit cette poche diminuer de volume pour ne plus laisser subsister qu'un cordon fibreux. Le plus souvent cependant, pour les abcès par congestion qui sont en général volumineux, la guérison est moins rapide, deux, trois injections et quelquefois plus sont nécessaires pour amener une guérison complète. Il y a à cet égard des différences assez marquées. Ces différences semblent tenir à l'épaisseur des parois de la poche d'une part, et à sa capacité d'autre part. Plus les parois sont épaisses, plus il faut de temps à l'iodoforme pour porter son action modificatrice sur tout le tissu tuberculeux. Et, plus la cavité est vaste moins la solution éthérée d'iodoforme doit-être concentrée, puisque l'on ne peut injecter plus de 5 grammes d'iodoforme. Une si faible quantité n'est pas suffisante pour agir sur une si grande surface et une forte épaisseur. L'abcès se reforme et il faut renouveler plusieurs fois cette quantité d'iodoforme, pour arriver à stériliser tout le tissu tuberculeux.

Quand est-il nécessaire de répéter l'opération ? Les mémoires de Verneuil et de Verchère nous apprennent que l'action de l'iodoforme cesse après un mois à peu près, que, par conséquent, il faut faire une nouvelle injection au bout de quatre à cinq semaines. Ces ponctions successives sont sans inconvénients. Tout au plus, peut-il quelquefois se produire une ouverture spontanée de la poche qui n'a aucune influence fâcheuse sur le résultat final. Il s'établit alors une fistule qui laisse échapper une substance puriforme, puis des lambeaux bourbillonneux, débris de la membrane pyogénique. Selon le Dr Verchère, cette fistule loin d'être nuisible au succès de l'opération, hâterait au contraire la guérison.

Après l'injection, les vapeurs d'éther distendent la poche. Cette distension assez brusque peut être la cause de douleurs par compression nerveuse. Si ces douleurs sont trop violentes, il ne faut pas s'en effrayer, car on peut soulager rapidement le malade. Il suffit de planter dans la poche ainsi distendue, une ou deux aiguilles de Pravaz qui laissent échapper les vapeurs d'éther ; la poche s'affaisse et les douleurs cessent. Cette petite manœuvre ne peut modifier en rien l'action de l'injection, car seules les vapeurs d'éther s'échappent et l'iodoforme reste dans la poche.

M. Reclus, dans ses *Cliniques de l'Hôtel-Dieu*, cite un fait rare puisqu'on n'en connaît que trois cas : celui de M. Reclus, un de M. Gérard-Marchant et un de

M. Berger. Ce sont les escarres par distension exagérée de la peau. M. Reclus ayant à traiter pour un volumineux abcès ossifluent de la région lombaire, un phthisique, s'apercut avant de faire la ponction que la peau était violacée, amincie, sur le point de se perforer, il fit malgré tout l'injection. Le soir même on observait une large phlyctène et le lendemain une escarre noire de l'étendue d'une pièce de cinq francs. A l'aide d'une ponction nouvelle il retira le trop plein pour diminuer la tension. Le sphacèle se limita et l'escarre se durcit. Grâce aux précautions antiseptiques, il n'y eut pas de phénomènes phlegmoneux. En pareil cas, à la première phlyctène, au premier signe précurseur du sphacèle, il faut se hâter de pratiquer une ponction pour évacuer les vapeurs d'éther.

La ponction et l'injection peuvent donc être faites quel que soit l'état de la peau.

Quand faut-il agir? Doit-on attendre que l'abcès soit volumineux, qu'il menace de s'ouvrir ainsi qu'on le conseillait autrefois ? Ne vaut-il pas mieux au contraire, imiter la pratique de Boyer et intervenir de bonne heure ? Il faut pratiquer l'injection d'éther iodoformé dès que l'abcès est accessible. Ce traitement réussit d'autant mieux qu'il est plus vite employé. Pourquoi attendre que l'abcès soit volumineux et que ses parois soient épaisses ? Tout retard n'apporte aucun bénéfice au résultat définitif, il ne peut que nuire à la rapidité de la guérison.

CHAPITRE IV

AVANTAGES DE LA MÉTHODE

Avant d'énumérer les avantages de la méthode voyons quels reproches on peut lui adresser. Et d'abord, observe-t-on, à la suite de ces injections, des phénomènes d'intoxication ? Oui, si l'on emploie une solution trop concentrée ; mais si l'on a soin de suivre les préceptes du Prof. Verneuil et de ne faire usage, pour les vastes abcès, que de la solution à 5 0/0, on n'aura pas à redouter l'intoxication. Les douleurs, l'ouverture spontanée et les autres petits accidents qui peuvent survenir après l'injection ne sauraient être des arguments contre la méthode puisque, pour les uns il est facile de les éviter ou de les faire disparaître, et que, pour les autres, ils n'ont aucune influence fâcheuse sur le résultat définitif.

L'aspiration peut avoir un inconvénient, celui de vider trop rapidement et trop complètement la cavité. Le changement brusque qui en résulte peut occasionner une hémorrhagie. Ce brusque changement de pression est bien facile à éviter ; car il n'est nullement nécessaire, pour évacuer le pus, de faire le vide préalable dans l'aspirateur. Par le vide préalable, lorsque l'abcès sera mis en communication avec le corps de pompe, le liquide se précipitera dans la seringue et l'inconvénient mentionné existera. Mais si l'on a soin de ne faire le vide que lorsque la communication est établie entre la cavité de l'abcès et le corps de la seringue, si l'on retire doucement le piston, il y aura une diminution progressive de pression et non un changement brusque. En agissant ainsi on évitera les chances d'hémorrhagie tout en conservant les avantages de l'aspiration. Si, malgré tout, le liquide se teinte de sang il faut arrêter l'aspiration, et pratiquer l'injection sans s'inquiéter en aucune sorte du liquide purulent qui peut se trouver dans la cavité de l'abcès. J'aime mieux, dit M. Verneuil, laisser un peu de pus que de lacérer les vaisseaux, aussi je m'arrête dès que le liquide qui s'écoule est un peu teinté de sang.

M. le Prof. Lannelongue cite quatre cas de sa pratique, où l'injection a été suivie d'inflammation vive, avec tension et chaleur locale, avec état général grave, ayant nécessité la large incision et les lavages antiseptiques. J'ai scruté attentivement toutes les observations que j'ai pu trouver, et, dans aucune, pas plus que dans celles que j'ai recueillies personnellement, il n'est fait mention d'accidents semblables. Il est donc permis de les considérer comme exceptionnels lorsqu'on a soin d'éviter une distension exagérée des tissus ou l'emploi d'une trop grande quantité d'iodoforme.

Mais un reproche beaucoup plus sérieux qu'on peut adresser à cette méthode, c'est le temps souvent fort long qu'elle demande pour débarrasser complètement le malade. Car si, chez quelques-uns, une seule ponction suivie d'injection d'éther iodoformé suffit pour amener la guérison, souvent il est nécessaire d'intervenir à plusieurs reprises ; à vrai dire la simplicité du traitement compense sa longueur. Il n'est pas nécessaire d'ailleurs de garder les malades au repos pendant toute la durée du traitement. Si l'état de leur lésion vertébrale n'exige pas l'immobilité, ils peuvent se promener, vaquer à leurs occupations sans compromettre le résultat définitif. Le jardinier dont parlent MM. Verneuil et Verchère dans leurs mémoires, a pu continuer son métier dans l'intervalle de chacune des injections, après quarante-huit heures de repos au lit. Un exercice modéré, quand il est possible, le grand air permettent de maintenir le malade dans un bon état général. Les larges incisions et le grattage paraissent plus expéditifs ; mais ils peuvent exposer à des accidents sérieux ; sans compter que les énormes délabrements nécessités par de vastes abcès s'étendant des régions lombaire ou dorsale à la cuisse demandent un temps assez long avant d'être complètement réparés. Si, avec la méthode du Prof. Verneuil, on agit lentement, on agit cependant d'une façon tout aussi efficace et plus inoffensive qu'avec les larges incisions et le grattage.

J'ajouterai que les injections d'éther iodoformé paraissent avoir, au point de vue de l'efficacité, une supériorité sur le grattage puisqu'elles semblent mettre plus sûrement à l'abri des récidives. Cette supériorité s'explique, *a priori*, par l'anatomie pathologique des abcès par congestion. Malgré les larges incisions faites à la peau, la cuiller tranchante guidée par la main du chirurgien peut laisser échapper un de ces diverticules qui sont quelquefois si nombreux et si tortueux. Or il suffit de laisser une parcelle du tissu tuberculeux pour qu'elle devienne le point de départ d'une nouvelle prolifération. Au contraire l'iodoforme suspendu par l'éther pénètre dans les plus petites anfractuosités de la poche ; il est déposé sur toute sa surface dont aucune partie n'échappe à son action modificatrice.

La méthode de Verneuil est inoffensive ; elle supprime le traumatisme opératoire ; elle n'ouvre pas les vaisseaux de la zone suspecte. C'est là un point d'une haute importance si l'on songe que, d'une part, on a affaire à des sujets qui ont pour la plupart des antécédents tuberculeux, et que d'autre part, on agit sur des tissus, que nous savons être de nature tuberculeuse. On connait bien aujourd'hui ces cas de mort par méningite, par pneumonie tuberculeuse ou granulie survenant par auto-inoculation, après les opérations sanglantes. Trop de faits de ce genre ont été publiés pour que l'on ne se mette pas en garde contre un tel danger. M. Verneuil a mis entre les mains des chirurgiens un mode de traitement qui supprime ces complication si redoutées.

La bénignité du traitement est encore précieuse à l'égard des malades qui ne réclament les soins chirurgicaux que lorsque leur état général est déjà des plus mauvais. Ils portent de vastes abcès, leur figure est pâle, l'amaigrissement est très prononcé, des craquements s'entendent au sommet du poumon. On hésite alors a trancher dans le vif ; on ne veut pas s'exposer à des déboires ; on n'intervient pas.

Au contraire avec la ponction aspiratrice suivie d'injections d'éther iodoformé le chirurgien n'a rien à craindre ; il peut intervenir hardiment. Évidemment on n'arrête pas la tuberculose pulmonaire ; mais on soulage beaucoup les malades et on améliore très sensiblement leur état général, en supprimant la suppuration de l'abcès. Si l'on ne peut éviter l'issue fatale, en éloigne-t-on l'échéance ? M. Reclus cite deux cas où il vit les progrès de la tuberculose pulmonaire enrayés pendant plusieurs mois à la suite de son intervention, qui fut suivie de succès, du moins en ce qui concerne les abcès ossifluents. Le mémoire de M. Verchère renferme des faits analogues. Voilà un progrès qui paraît acquis, et qui mérite bien d'être pris en considération.

La cure heureuse des abcès migrateurs d'origine osseuse, n'entraîne pas nécessairement la guérison de la maladie puisque le remède modificateur n'arrive pas le plus souvent jusqu'à la source première de la sécrétion puriforme. Mais elle n'est pas moins très utile ; car il arrive toujours, ou que le mal osseux est déjà guéri depuis un certain temps lorsque l'abcès continue à grossir et cheminer, ce qui s'observe fréquemment, ou que la grande collection étant supprimée, il ne reste plus qu'un trajet fistuleux remontant jusqu'au foyer supérieur, et, dans ce cas, le malade n'est pas épuisé comme il l'était auparavant. Il se trouve, par conséquent, dans des conditions plus favorables à la guérison de la maladie.

Ne perdons pas de vue que le médecin est en présence de deux centres de prolifération morbide, l'un dans le tissu osseux, l'autre dans les parois de l'abcès et que ce dernier n'est ni le moins actif ni le moins dangereux, et qu'il n'a pas autant que l'autre tendance à guérir spontanément. Je ne veux pas dire que cela n'arrive jamais, et je suis d'autant plus autorisé à faire cette réserve que j'ai vu, il y a trois ans, à Arcachon, un jeune malade atteint d'un mal de Pott qui a guéri très complètement de la maladie vertébrale et de l'énorme abcès qui remplissait l'hypochondre droit, jusqu'à l'arcade crurale, sans intervention chirurgicale, par la vie à l'air libre sur la plage marine, en tout temps et en toute saison, par l'usage de l'huile de foie de morue et une excellente alimentation dans laquelle les poissons et les coquillages tenaient une grande place. En quelques mois l'abcès était résorbé et n'a pas reparu. Mais ces cas heureux sont trop rares pour dispenser, en général, de l'intervention chirurgicale.

Enfin, avec cette méthode, quels que puissent être les rapports de la poche puriforme avec les organes voisins et principalement avec les vaisseaux, on n'a aucun accident à redouter.

L'autopsie du malade de l'observation I, a montré quels pouvaient être ces rapports : à droite et à gauche le nerf crural adhérait sur une longue étendue à la paroi postérieure de l'abcès correspondant ; la veine cave inférieure était étroitement unie à la poche pré-rachidienne. Quels accidents pouvaient produire dans ce cas les injections d'éther iodoformé ? La compression des nerfs ou de la veine cave par distension de la poche. Il eut suffi pour faire cesser ces phénomènes de compression d'évacuer, pour diminuer la tension, les vapeurs d'éther avec une aiguille de Pravaz. Qu'aurait-il pu arrivèr avec le grattage ? Il aurait pu arriver que l'action de la cuiller tranchante, poussée trop loin, aurait blessé le nerf, ou aurait ouvert la veine. Voilà certes des accidents plus redoutables que la compression. Dans les cas de ce genre le manuel opératoire est hérissé de difficultés, aussi la méthode de Verneuil, qui, par son innocuité et sa simplicité, est applicable à *tous les cas*, paraît avoir une grande supériorité sur les larges incisions et le grattage.

CHAPITRE V

RÉSULTAT DE LA MÉTHODE

On a vu que la méthode de Verneuil se recommandait par sa simplicité et sa bénignité. Est-elle efficace ? Tel est le dernier point qui reste à résoudre.

Pour que cette méthode soit efficace, il faut, étant connue la constitution des abcès par congestion, que l'iodoforme possède une action spécifique anti-tuberculeuse. Aujourd'hui la plupart lui reconnaissent cette propriété ; quelques-uns cependant la lui refusent, d'autres encore, parmi lesquels Kœnig, lui accordent seulement une action indirecte. Pour ceux-ci l'iodoforme est efficace parce que, après ablation de tout le tubercule, il favorise la réunion immédiate et diminue les chances de récidive.

L'expérimentation vient donner raison aux premiers.

Tout le monde aujourd'hui connaît les résultats obtenus par les inoculations à des cobayes, du pus provenant d'abcès tuberculeux ; inoculations positives avant l'injection d'iodoforme, négatives après. Bruns, pour se rendre compte du procédé, a fait des expériences ; il a extirpé tout ou partie de la poche tuberculeuse, un temps variable après l'injection, et Namverek a étudié aussi le processus histologique. Les bacilles nombreux dans les parois non modifiées par l'iodoforme ont ici constamment disparu ; les tubercules sont pénétrés d'une infiltration cellulaire qui les détruit, et il y a prolifération interne des éléments conjonctifs, qui peu à peu se rétractent, d'où oblitération de la poche. L'action antituberculeuse de l'iodoforme semble démontrée par ces faits expérimentaux. Les essais tentés, au point de vue médical, dans les hôpitaux, avec les préparations d'iodoforme confirment les conclusions de Bruns. La clinique vient encore à l'appui de l'expérimentation.

Toutes les observations publiées sur le traitement des abcès tuberculeux par l'éther iodoformé, sont trop nombreuses et dues à des chirurgiens trop compétents pour qu'on puisse mettre en doute les heureux résultats de la méthode.

Et ce n'est pas seulement en France qu'on obtient ces beaux résultats ; car, Bruns, de Tubingue, dit qu'il pratiqua cinquante-quatre fois les injections iodoformées dans des abcès froids et que quarante, au moins, ont guéri, quoique la plupart fussent sûrement tuberculeux, que beaucoup fussent très étendus, et qu'il y eût chez quelques-uns des malades plusieurs abcès par congestion d'origine vertébrale.

Pourquoi, en effet, les injections iodoformées ne réussiraient-elles pas dans ces cas, puisque l'histologie pathologique est la même pour les abcès par congestion que pour les abcès froids idiopathiques ?

Les faits viennent, je crois, nous donner raison. Le

mémoire de Verchère contient des observations où des abcès par congestion ont été guéris par les injections éthérées d'iodoforme ; des faits semblables se trouvent dans la thèse de Mattei, les cliniques de Reclus, et les différentes publications périodiques.

Qu'on me permette d'apporter ici ma faible part de contribution aux faits relatifs à cette méthode.

La première observation est celle d'un malade que j'ai suivi pendant son séjour dans le service du prof. Verneuil. A l'autopsie j'ai pu voir, grâce à la courtoise obligeance de M. Lejars, les pièces préparées pour la Société anatomique.

Voici le récit de cette observation telle qu'elle a été présentée par M. Lejars à la Société anatomique :

Observation I

Par Lejars, interne des hôpitaux, prosecteur à la Faculté.

Mal de Pott lombaire. — Mort par urémie.

Mazetta (Louis), 18 ans, fumiste, né à Cannobio (Italie), entré le 24 mai 1887, dans le service de M. le professeur Verneuil, à la Pitié.

C'est un garçon d'aspect assez malingre. Il ne sait presque rien de sa famille, qu'il a quittée depuis longtemps. A part des accès répétés de fièvre palustre dont il a souffert pendant deux ans au bord du lac Majeur, en Italie, et qui ont fini par céder au sulfate de quinine, il n'avait jamais été malade.

Il y a deux mois, il est forcé d'interrompre son travail, il souffrait dans les reins, surtout après la marche et dans la station debout, et les douleurs, par crises, s'irradiaient en ceinture dans la région des lombes et dans les flancs, et à droite, le long de la fosse iliaque, jusque dans la cuisse.

A l'examen, ce qui frappe tout d'abord, c'est le relief de la fosse iliaque droite : la main y délimite aisément une énorme tumeur fluctuante, qui descend jusqu'à l'arcade crurale et qui se perd par en haut vers le rachis. En retournant le malade, on trouve une gibbosité légère à la partie supérieure de la colonne lombaire ; la sensibilité est très vive en ce point précis, et la crête épineuse y dessine une arête et deux encoches très nettes. L'enfant ne tousse pas, les poumons paraissen indemnes à l'auscultation ; l'urine est normale.

On pose le diagnostic du mal de Pott lombaire avec abcès par congestion de la fosse iliaque droite, et le malade est immobilisé dans une gouttière de Bonnet.

Le 3 juin, après chloroformisation, M. Verneuil pratique, à deux doigts au-dessus de l'arcade de Fallope, au point culminant de la collection iliaque, une ponction avec l'aspirateur Potain. Il s'écoule un liquide d'abord séreux et clair, puis légèrement trouble, à la fin franchement purulent, et qui témoigne ainsi de la présence de couches superposées dans le contenu de l'abcès : on en retire environ 700 grammes.

La poche est affaissée. On injecte 40 gr. d'éther iodoformé, ce qui représente à peu près 2 gr. d'iodoforme : la paroi iliaque se soulève de nouveau, se distend et devient sonore. Quelques douleurs dans le courant de la journée, douleurs qui retentissent fort nettement dans le territoire du nerf crural.

Les jours suivants, la fièvre tombe à 37°,5 matin et soir, au lieu des 38°,5 et 39°, qu'on trouvait presque constamment avant l'intervention. La poche revient peu à peu sur elle-même ; les souffrances sont presque nulles.

Dans le courant de juillet une seconde ponction est faite. On retire quelque deux cents grammes d'un liquide transparent, d'un jaune foncé, un peu trouble encore vers la fin et l'on injecte une nouvelle dose d'éther iodoformé (30 gr. environ).

Le liquide extrait est inoculé à un cobaye: l'inoculation demeure négative.

En août et septembre, les choses restent en l'état, la collection continue à se réduire; le malade, toujours couché dans la gouttière de Bonnet, a repris l'appétit et un peu d'embonpoint.

Au commencement d'octobre, M. Verneuil se résout à ouvrir et à drainer ce qui reste de la poche purulente. Le 12 octobre, après chloroformisation, une incision de deux petits travers de doigt est faite au-dessus de l'arcade : il s'écoule environ un verre d'un liquide jaunâtre, une grosse sonde de caoutchouc rouge, introduite dans l'ouverture, remonte très haut vers le rachis, mais se meut très peu dans le sens transversal : il semble bien qu'il persiste un trajet long, mais fort étroit. Injection d'éther iodoformé par la sonde.

Dès lors, la sonde est laissée à demeure, et, deux fois par semaine, l'injection iodoformée est renouvelée. La quantité de pus trouvée chaque matin dans le pansement, se réduit à une cuillerée et moins : on raccourcit progressivement le drain de caoutchouc.

L'état local paraissait donc satisfaisant, lorsque, dans les derniers jours de décembre, on s'aperçut d'une légère bouffissure de la face : l'urine examinée contenait des flots d'albumine. Pourtant nul accident grave n'avait encore éclaté.

Le 10 janvier, le malade est pris subitement d'une dyspnée intense: on constate alors un hydrothorax double encore peu considérable, au cœur un bruit de galop ; l'œdème de la face s'est accusé de plus en plus, les membres inférieurs commencent aussi à s'œdématier, la quantité d'urine baisse tous les jours : on y décèle très nettement la réaction de l'amylose.

En dépit des moyens thérapeutiques employés, l'oppression persiste et s'accroît, anurie complète les 22 et 23 décembre, enfin, dans la matinée du 24, sans vomissements, sans convulsions, le malade tombe dans le coma et s'éteint.

Autopsie, 24 heures après la mort.

L'abdomen ouvert, une sonde cannelée est introduite par la fistule iliaque droite, dont on a respecté l'orifice cutané. Le cœcum adhère à la paroi iliaque par de nombreuses brides péritonéales, surtout confluentes sur son bord postéro-externe. On le décolle, et l'on sent alors nettement la sonde glisser dans le trajet, sous le fascia iliaca, épaissi et intact, et remonter obliquement, le long du bord externe du psoas, jusqu'à la colonne lombaire. Dans la fosse iliaque, nulle trace de la large poche constatée primitivement ; incisé le long de sa paroi supérieure, le trajet, rougeâtre, tomenteux et tapissé d'une membrane d'aspect muqueux, présente un diamètre de 7-8 millimètres tout au plus. Sa partie profonde contient un peu de pus granuleux, semé de petits séquestres et de poussière osseuse.

On enlève en un seul bloc toute la partie lombo-sacrée du rachis, et la moitié des deux os iliaques ; le canal rachidien est ouvert par un trait de scie médian et vertical, et la dissection montre ce qui suit :

Le mal est localisé aux 3e et 4e vertèbres lombaires ; les deux vertèbres ne forment plus qu'une seule masse, le disque intermédiaire, entièrement détruit, n'est représenté que par un trait de fente horizontale, qui simulerait, à première vue, une fracture d'un corps vertébral. Affaissées en avant, plus hautes en arrière, les deux vertèbres sont creusées sur leur face antérieure, d'une excavation pleine de matière caséeuse, jaunâtre, qui s'infiltre sur le devant des corps vertébraux sous-jacents.

C'est de ce foyer unique et central que s'irradient tous les trajets suppurants. A droite, le long canal fistuleux de la fosse iliaque, déjà prolongé par deux diverticulums, l'un près de l'arcade crurale, et l'autre à deux doigts du rachis, se divise en deux embranchements près des vertèbres lombaires : un embranchement supérieur qui longe le côté des vertèbres, et un embranchement profond qui passe par un trou à bord net qu'on dirait circonscrit par une arcade du psoas, et qui plonge jusqu'au contact de l'os dénudé et séquestré dans sa partie superficielle. A gauche, la face profonde du psoas est décollée, au niveau de ses attaches par un autre foyer, en voie d'évolution, qui descend tout le long des apophyses transverses, pour s'arrêter encore à la base du sacrum. A droite et à gauche, le nerf crural est adhérent sur une longue étendue à la paroi postérieure de l'abcès.

Sur le devant de la colonne lombo-sacrée, règne un autre abcès, encore peu distendu, mais qui descend déjà jusqu'à la 4e vertèbre sacrée, et n'eût pas tardé, sans doute, à faire saillie au périnée. Le périoste des vertèbres, renforcé par le surtout ligamenteux antérieur, et par les piliers diaphragmatiques en haut, les attaches du pyramidal en bas, est épaissi, soulevé en masse, et forme une paroi antérieure à la collection pré-rachidienne. Sur cette paroi sont couchées l'aorte et la veine cave inférieure ; l'aorte est rectiligne et de calibre normal, elle n'adhère pas ; mais la veine cave inférieure est étroitement unie à la paroi de l'abcès ; et pour l'enlever en totalité, il faut procéder lentement et décortiquer à petits coups sa face postérieure réellement soudée au périoste vertébral ; la veine iliaque primitive gauche adhère aussi, près de son origine.

Ce qui remplit cette poche, c'est du pus caséeux, épais, aggloméré en plaques dans les érosions osseuses ; mais les corps vertébraux eux-mêmes, à part ceux des 3e et 4e vertèbres lombaires, n'offrent aucun vestige de foyer tuberculeux ; le corps de la 5e lombaire est doublé, sur le devant, d'une grosse plaque ostéophytique ; les vertèbres sacrées ont une surface irrégulière et comme vermoulue. Rien à noter dans les autres vertèbres, sauf une coloration d'un rouge lie de vin fort prononcée.

Derrière la masse commune des 3e et 4e lombaires, la dure-mère est refoulée, épaissie, fongueuse, et limite un abcès caséeux, du volume d'un œuf de pigeon ; au-dessous, et dans toute leur étendue, les méninges ont conservé l'ensemble de leurs caractères normaux. Nulle trace de compression : la queue de cheval, ici plus longue que d'ordinaire (la moelle finit derrière la 12e dorsale), montre ses longs cordons blancs intact.

Signalons encore une teinte jaunâtre, feuille morte, très marquée, dans les muscles de la masse sacro-lombaire, et dans le psoas-iliaque, surtout à droite.

Telles sont les lésions locales. Nulle part ailleurs on ne trouve l'empreinte de la tuberculose.

Les plèvres contiennent chacune au moins un litre de sérosité citrine ; à droite, nombreuses adhérences glutineuses ; pas de granulations sur les feuillets pleuraux.

Les deux poumons sont coupés dans toute leur étendue : en aucun point, on ne trouve vestige de nodules tuberculeux : sur les surfaces de coupe, il s'écoule une abondante quantité de liquide spumeux et rougeâtre d'œdème pulmonaire ; à la base, surtout à droite, les petites bronches exsudent un peu de pus.

Les reins sont très gros ; ils pèsent, le gauche 320 gr., le droit 250 gr. Leur capsule celluleuse est surchargée de graisse. La capsule propre se décortique très aisément ; sur une coupe, ils présentent le type du gros rein blanc : la substance corticale, épaisse d'un doigt et dont la teinte jaune tranche sur le rouge des pyramides, descend des grosses colonnes de Bertin jusque dans le hile. Les capsules surrénales sont petites, normales.

Le foie pèse 1750 gr. Il est mou, garde l'empreinte du doigt, la coupe est marbrée de jaune, onctueuse au toucher : il présente un état déjà avancé de stéatose.

Le cœur est énorme, le ventricule gauche surtout. Pas de lésions d'orifices. Il s'agit bien plutôt d'une dilatation que d'une hypertrophie vraie ; la cavité ventriculaire gauche est largement agrandie ; sa paroi n'a que 7 ou 8 millim. ; elle est semée de plaques d'un gris jaunâtre, surtout dans l'épaisseur des piliers.

Observation II (personnelle)

Caroline L..., âgée de 14 ans, entre le 31 mai 1887 à la Pitié, dans le service du Prof. Verneuil.

On ne peut avoir de renseignements précis sur les antécédents héréditaires. Ses parents, dit-elle, ont toujours joui d'une excellente santé. Elle a un frère de 10 ans et un autre de un an également bien portants. Mais elle a perdu plusieurs frères et sœurs en bas âge.

Il y a 5 ans cette enfant éprouvant des douleurs dans la région lombaire, ses parents la conduisirent à l'hôpital où elle fut traitée par M. Terrillon. Elle avait un mal de Pott lombaire qui nécessita l'application d'un corset plâtré. Elle avait en outre un abcès par congestion situé dans la fosse iliaque gauche. M. Terrillon fit une incision au-dessus du ligament de Fallope et pratiqua le grattage. La malade quitta l'hôpital, son abcès étant guéri.

Quand elle revient à l'hôpital, en 1887, on constate encore une légère déformation angulaire de la colonne vertébrale, dans la région lombaire. La colonne vertébrale est immobilisée dans un corset plâtré.

Dans la fosse iliaque gauche, au siège du premier abcès traité par M. Terrillon, on trouve un abcès assez volumineux. Il y a donc eu *récidive.*

On pratique une ponction suivie d'évacuation aspiratrice, dans cet abcès de la fosse iliaque gauche ; puis on fait une injection d'éther iodoformé à 5 0/0 dans la poche.

Le pus se reforme bientôt ; la poche reprend son volume primitif, et, au mois d'août, M. Jalaguier, remplaçant M. Verneuil, procède à une nouvelle ponction suivie d'injection. Cette fois la poche s'affaisse peu à peu pour disparaître complètement et ne laisser comme trace de son existence qu'un cordon dur, fibreux, facile à constater par la palpation.

La malade quitte l'hôpital au mois de novembre, guérie de son abcès de la fosse iliaque.

Quelques jours avant sa sortie on remarqua que la fesse gauche était le siège d'une tuméfaction qui n'était autre qu'un nouvel abcès. Mais le départ de la malade empêcha de lui donner les soins convenables.

Nous avons revu cette malade le 1er mars 1888. La guérison de l'abcès de la fosse iliaque s'est maintenue : il faut palper avec grand soin cette région, pour sentir le cordon fibreux, vestige de l'abcès.

Quant à l'abcès qui saillait à la fesse gauche au moment où la malade quittait la Pitié, il a continué à se développer et offre aujourd'hui un volume considérable. [Il occupe toute la région fessière gauche et le tiers supérieur de la région externe de la cuisse correspondante. La peau est le siège d'une circulation veineuse assez développée.

Rentrée de nouveau à l'hôpital pour cet abcès de la fesse, elle est en ce moment en traitement. L'abcès de la fosse iliaque n'a pas reparu.

Observation III

Recueillie par M. Lafourcade, interne des hôpitaux.

G..., 18 ans, entre le 10 octobre 1887, dans le service de M. Le Dentu, salle Cloquet, à l'hôpital St-Louis, pour un abcès de l'aine et de la région lombaire. Son père est mort d'accident à 56 ans, sa mère a succombé à un cancer de l'utérus. Le malade a deux frères qui jouissent d'une très bonne santé.

Bien portant dans son enfance, ne toussant point, n'ayant jamais eu d'hémoptysie, G... ressent vers la fin de 1881 des douleurs dans les lombes : il éprouve de la difficulté à se mouvoir, se fatigue facilement et souffre suivant le trajet du sciatique. Il maigrit et sa peau ne tarde pas à prendre un aspect terreux. Deux ans auparavant, G... avait fait une chute violente sur les reins, qui s'accompagna d'une ecchymose assez étendue.

En juillet 1887, le malade signale l'existence d'une tumeur de l'aine, en août il constate l'apparition d'une autre tumeur à la région lombaire. Son état général devenant plus mauvais il se décide à entrer à l'hôpital.

Amaigri, ayant la peau sèche et terreuse, indisposé par des sueurs nocturnes abondantes, le malade présente dans l'aine et dans la fosse iliaque droites, un vaste abcès dont le contenu est renvoyé d'une région dans l'autre par la pression bimanuelle. La poche crurale forme un relief très appréciable à la vue en dehors des vaisseaux et qui descend à 8 ou 10 centimètres au-dessous de l'arcade crurale. La poche iliaque est très volumineuse. L'abcès lombaire, siégeant à droite, de la grosseur d'une orange environ, est situé au niveau du triangle de J.-L. Petit. On ne peut dire au juste par la pression si cette poche communique avec la précédente.

On ne constate aucune gibbosité, mais la pression est douloureuse au niveau des vertèbres lombaires.

En ordonnant au malade de se baisser, on voit qu'il ne courbe nullement le rachis et qu'il s'abaisse tout d'une pièce.

Il n'a jamais ressenti de douleurs en ceinture, pas de troubles de paraplégie, pas de troubles urinaires ; aucun symptôme du côté du rectum.

L'auscultatien révèle quelques signes de tuberculose surtout accusés en arrière et à droite : submatité.

Le 25 octobre, une première ponction est pratiquée à l'aide de l'appareil Potain, au niveau de la poche iliaque. Elle ramène deux litres 1/2 environ d'ùn pus mal lié et granuleux. 80 grammes d'éther iodoformé sont injectés par la canule du trocart qui a servi à la ponction et cela sans faire naître de douleurs bien vives. Cette canule est laissée en place quelques minutes pour permettre la sortie des vapeurs. Quand elle a été enlevée et que l'orifice de la ponction a été oblitéré par du collodion iodoformé, des piqûres avec un trocart très fin deviennent nécessaires pour s'opposer à la trop grande distension de la poche. Quatre heures plus tard ces piqûres doivent être renouvelées. Un pansement ouaté, maintenu par un bandage de corps, comprime légèrement l'abdomen.

Le lendemain, aucune réaction inflammatoire ; pas de fièvre. Les jours suivants rien à noter.

L'abcès lombaire menaçant de s'ouvrir spontanément, est ponctionné le 5 novembre. M. Le Dentu y injecte environ 30 grammes d'éther iodoformé. Les précautions d'usage sont prises pour s'opposer à la distension exagérée de la poche et l'on fait, comme précédemment, un pansement compressif.

Le lendemain, autour de l'orifice, la peau prend une teinte rouge ; à ce niveau la poche se soulève, s'amincit et une ouverture s'établit le 8 novembre. Par cette fistule s'écoule une assez grande quantité de liquide séro-purulent jaunâtre et fluide. La fistule continue à donner, les jours suivants.

Du côté de la poche iliaque on remarque, le 10 novembre, que la tumeur se forme de nouveau. La fosse iliaque qui était affaissée redevient bombée. Le 15 novembre, la poche crurale s'est également reformée, la fluctuation est manifeste.

Le 24 novembre, M. Le Dentu fait dans la poche iliaque une nouvelle ponction qui donne un litre et demi d'un pus beaucoup moins granuleux qu'à la première ponction. Nouvelle injection d'éther iodoformé (60 grammes environ). Distension de la poche ; piqûres pour évacuer les vapeurs d'éther en excès.

L'abcès va en s'affaissant de jour en jour. Le malade a de l'appétit, les forces reviennent, les sueurs nocturnes disparaissent et le 27 janvier 1888 il sort de l'hôpital.

A ce moment on ne trouve plus dans la fosse iliaque qu'une masse fibreuse indurée, non douloureuse, non fluctuante, formée par la poche de l'abcès vidé.

La fistule lombaire persiste, mais ne donne plus qu'un très

léger suintement. Les lésions pulmonaires paraissent avoir rétrocédé.

Le malade part pour le midi de la France. Au moment où nous allions publier cette observation nous avons eu des nouvelles du malade par son frère. L'état général est excellent, l'embonpoint et les couleurs sont revenus. L'abcès iliaque ne s'est pas reformé. La fistule lombaire donne toujours lieu à un très minime écoulement qui tend à diminuer.

Observation IV (personnelle)

B..., Louis, âgé de 17 ans, entre le 1er mars 1888, à l'hôpital de la Pitié, dans le service de M. Verneuil, salle Michon.

Son père est, dit-il, bien portant; sa mère est boiteuse, mais jouit également d'une bonne santé. Ses frères et sœurs se portent bien.

Lui, a toujours été chétif et gibbeux depuis son enfance. Il a fait un séjour très prolongé à Berck-sur-Mer. Pendant son séjour à Berck il est tombé en jouant. A la suite de cette chute il eut une coxalgie droite qui fut traitée à l'hôpital maritime.

En 1883-84, il fit un séjour à Forges.

Depuis lors, B... se portait relativement bien, lorsque, au mois janvier 1888, il reçut dans le dos un coup de boule de neige.

Quelques temps après, il s'aperçut qu'il avait une tumeur dans le dos. Cette tumeur augmentait toujours de volume, le malade entra à l'hôpital le 1er mars.

Louis B... est malingre, chétif, peu développé, ses cheveux sont très rares, c'est tout au plus si on lui donnerait 12 ou 13 ans, mais pas 17. Il présente une gibbosité dorsale très prononcée, qui date, avons-nous dit, de la première enfance. A gauche de la gibbosité on constate la présence d'une tumeur du volume d'une grosse orange à peu près, fluctuante, recouverte d'une peau enflammée, rouge foncé, et violacée par places. La température est élevée : 38° le 1er mars ; le 3 mars, elle atteint 40°,4 ; du 1er au 7 mars, elle n'a jamais été inférieure à 38°.

7 mars. M. Verneuil intervient. Il ponctionne l'abcès avec un trocart n° 3 de l'aspirateur Dieulafoy ; il retire 30 gr. à peu près de pus épais, jaunâtre qui devient sanguinolent vers la fin. On suspend de suite l'aspiration quoique tout le pus ne soit pas évacué et on injecte dans la poche 15 gr. environ de la solution éthérée d'iodoforme à 10 0/0.

Quelques instants après l'injection le malade se plaint de douleurs d'ailleurs peu vives.

Pour éviter la trop grande distension de la poche on laisse échapper par la canule restée en place, les vapeurs d'éther. Puis la canule est retirée et l'orifice bouché avec de la baudruche et du collodion iodoformé. Pansement antiseptique.

L'occlusion n'était pas parfaite, car dans la journée il y eut un écoulement de liquide. Cela n'a rien de surprenant étant donné l'état de la peau. L'interne remédia à ce petit accident par une seconde application de baudruche et de collodion.

Une ouverture spontanée était à prévoir, aussi M. Verneuil se proposait-il de ne pas l'attendre et de pratiquer une ouverture avec le bistouri, ainsi qu'il le conseille en pareil cas. Mais l'abcès s'ouvrit spontanément le 11 mars.

Du 7 au 11 mars, le malade était très bien ; la température avait baissé, était redevenue normale ; l'appétit était également revenu ; il n'y avait pas de douleur ; bref le malade était ravi de son opération.

Depuis l'état général du malade a toujours été en s'améliorant. Aujourd'hui il est très bien, mais il existe une fistule qui donne lieu à un écoulement très minime, et qui, probablement, sera bientôt oblitérée.

Observation V

Recueillie par M. Valat, interne du service.

W..., Charles, âgé de 29 ans, employé de commerce, entre le 24 mars 1888, à l'hôpital de la Pitié, salle Michon, dans le service de M. Verneuil.

Père mort à 50 ans, d'une maladie de poitrine, probablement de nature tuberculeuse. Blessé en 1870, il ne s'est jamais bien porté depuis cette époque.

La mère, âgée de 57 ans, jouit d'une bonne santé, mais est souvent sujette aux migraines. Un frère, âgé de 27 ans, est grand et vigoureux; il a eu pendant son enfance des blépharites et des suppurations de l'oreille qui ont aboli presque complètement l'ouïe.

Nous relevons parmi les antécédents personnels de notre jeune homme, une attaque de rhumatisme articulaire qu'il a eue à 12 ans et dont il a souffert pendant trois mois. De 13 à 16 ans : kératites phlycténulaires qui ont laissé sur les deux cornées des taies opaques et un néphélion sur la cornée droite. Blennorrhagies en 1879-83-84; n'a pas la goutte militaire.

Au mois de janvier 1887 il fait une chute violente sur la hanche droite. Pour ne pas perdre sa place, il continue son travail, malgré les douleurs intenses, conséquence de son accident. Il marche difficilement et boite par moments.

Depuis sa chute il a toujours souffert du sacrum, de la hanche, de la cuisse, du genou, et d'une névralgie sciatique qui occupait tout le trajet du nerf.

A plusieurs reprises il a dû garder le repos au lit; au mois de février 1887 pendant quatre à cinq jours. Il est resté couché pendant les mois d'avril et de mai.

A la fin de mai il reprend son métier, mais dix jours plus

tard, il s'alite jusqu'au 15 août. Les badigeonnages iodés, les vésicatoires lui apportent peu de soulagement.

Au mois de septembre, convoqué pour ses 28 jours, il les passe à l'infirmerie.

Du mois d'octobre au mois de janvier 1888, il reprend son travail et fait la livraison et la place dans une grande épicerie de Paris.

A la fin de janvier il s'est aperçu qu'il portait à la fesse droite une tumeur du volume d'un œuf de poule. Le sacrum était devenu douloureux, le malade s'asseyait difficilement, et la nuit ne pouvait garder le décubitus dorsal.

Il suspend de nouveau son travail pendant le mois de février et en mars entre à l'hôpital.

Il porte à la fesse droite un abcès qui remplit toute la fosse iliaque de ce côté; il est situé au-dessous des fessiers. La partie moyenne du sacrum est très douloureuse à la pression.

Ce jeune homme accuse en outre une douleur dans les muscles de la cuisse, dans le fémur et le genou. Depuis le commencement de l'hiver il tousse et chaque quinte de toux réveille les douleurs de la hanche.

Il nous apprend qu'il a notablement maigri depuis plusieurs mois. L'examen de la poitrine ne permet pas de constater de signes de tuberculose pulmonaire; le cœur et les autres viscères sont sains. Les urines ne renferment ni sucre ni albumine.

Ce malade porte une volumineuse varicocèle gauche datant de l'enfance.

Le 27 mars, ponction de l'abcès et évacuation de 800 gr. de pus jaune phlegmoneux, bien lié. Injection de 20 gr. d'une solution d'éther iodoformé à 5 0/0. Cette ponction n'est pas douloureuse.

Le 9 avril, deuxième ponction. On retire 230 gr. de pus. Injection de 30 grammes d'éther iodoformé à 5 0/0. Deux heures après l'opération, douleur dans tout le membre et empêchant le malade de dormir pendant trois jours.

Le 11 mai, troisième ponction; issue de 90 gr. de pus séreux, jaune, présentant la couleur de l'iodoforme. Injection de 15 gr. d'une solution d'éther iodoformé à 10 0/0. Immédiatement après l'injection le malade éprouve, pendant une demi-heure, une sensation de brûlure dans tout le membre inférieur et le long de l'épine dorsale.

Dès la deuxième ponction, le sacrum n'a plus été douloureux à la pression. Les douleurs ont cessé et le malade a recouvré l'appétit et repris des forces.

29 mai. Le malade est envoyé à Vincennes. L'abcès a complètement disparu. La fesse droite complètement revenue sur elle-même ne présente aucune différence avec la gauche.

L'état général est très bon.

Observation VI (résumée)

Due à l'obligeance du Dr Dudon.

En 1885, au mois d'octobre, M. le Dr Dudon, chirurgien des hôpitaux de Bordeaux, reçoit dans son service, à l'hôpital Saint-André, une jeune fille de 28 ans, mal réglée, scrofuleuse, et portant dans le dos près de l'apophyse épineuse proéminente un abcès de la grosseur d'un œuf.

Cet abcès était manifestement froid, tuberculeux, et tenait à une lésion vertébrale. Il fut ponctionné, vidé avec l'aspirateur Dieulafoy ; la ponction donna issue à 40 grammes à peu près de pus séreux. Après évacuation du pus on injecta 30 grammes de la solution éthérée d'iodoforme à 10 pour cent.

Quelque temps après l'opération le trajet de la piqûre s'est enflammé ; puis, après quinze jours de suppuration, l'abcès était guéri.

Observation VII

Due à l'obligeance du Dr Dudon.

D..., Jean, âgé de 39 ans, boulanger, entre le 15 mars 1887 à l'hôpital Saint-André de Bordeaux, dans le service du Dr Dudon.

Son père est mort à un âge avancé ; sa mère est morte d'une affection non déterminée ; un de ses frères est mort à 40 ans, tuberculeux ; un deuxième frère paraît avoir succombé à la dysenterie.

Son enfance s'est passée sans maladies notables.

Il y a cinq ans, ce malade eut une gastrite légère.

En janvier 1885, douleur dans la région dorsale vers la pointe de l'omoplate gauche.

Douleurs constantes, très vives ; emplâtre de poix de Bourgogne ; disparition des douleurs.

Il y a quatre mois environ, réapparition des douleurs au même point, mais avec moins d'intensité. En même temps on constatait au-dessous de l'omoplate une tumeur de la grosseur d'une noix, indolente, qui grossit peu à peu et acquit le volume qu'elle présente aujourd'hui.

Le 16 mars 1887, le lendemain de l'entrée du malade à l'hôpital, l'état général est assez bon. Pas de changement dans l'apparence normale de la peau qui recouvre la tumeur située au-dessous de l'omoplate gauche.

C'est une tumeur volumineuse d'un rayon de 8 à 10 cent., haute de 5 à 6 cent., allant dans le sens vertical de la pointe de l'omoplate à la neuvième côte ; dans le sens horizontal de 4 cent. en arrière de la ligne axillaire à 2 cent. de la colonne vertébrale.

Elle est recouverte par la peau et le grand dorsal qu'on sent très bien passer en arrière d'elle. La tumeur n'adhère pas à la pointe de l'omoplate, elle est indolente, mais si on appuie fortement on détermine une douleur assez vive. On ne constate aucune déformation costale.

La tumeur mobile sur les parties profondes, indépendantes de la peau, est molle, fluctuante ; la poche est peu tendue et la fluctuation n'est pas bien franche.

Une ponction exploratrice retira du liquide séro-purulent, grumeleux.

Poumons : respiration rude à droite, râles humides aux deux sommets. Pas d'hémoptysie.

17 mars 1887. Ponction et aspiration d'un liquide séro-purulent (250 gr.) avec beaucoup de grumeaux caséeux. Injection de 80 gr. d'éther iodoformé à 5 0/0. Immédiatement après la tumeur gonfle de nouveau; son tympanique à la percussion.

Les jours suivants la tumeur gonfle encore et le liquide se reproduit tandis que les vapeurs disparaissent peu à peu.

5 avril. La tumeur est tendue, mate partout. Nouvelle ponction. Il s'écoule 500 gr. d'un liquide *café au lait foncé*. Injection d'éther iodoformé. Mêmes phénomènes qu'après la première injection.

8 mai. Nouvelle ponction, injection, même marche.

Le 25. La tumeur persiste avec ses mêmes dimensions, mais elle est plus dure. On fait une incision d'une longueur de 20 centimètres, selon la direction des fibres du grand dorsal.

La poche est sous le grand dorsal, la paroi épaisse de 3 à 4 centimètres, est formée de fongosités ; liquide chocolat.

Grattage de toute la paroi anfractueuse et des côtés du fond de l'abcès ; aucune côte n'est malade. Longs diverticules vers les insertions antérieures du grand pectoral qui sont grattés. Attouchement au chlorure de zinc. Drainage. Deux sutures profondes. Sutures superficielles au crin.

Suppuration très épaisse, mais peu abondante. Lavage et injections de glycérine iodoformée tous les deux jours. Érysipèle bénin, prompt rétablissement.

Le malade sort guéri le 2 juin.

On a eu occasion de revoir ce malade le 11 avril 1888. Son état est excellent, il a de l'eczéma impétigineux, large plaque à l'avant-bras droit et à la cuisse gauche. Il n'existe aucune trace de l'abcès précédent, la cicatrice de la région dorsale est souple, non adhérente, pas de trajet fistuleux.

Observation VIII

Reclus, In Études expérimentales sur la tuberculose.

Une jeune femme entre à l'Hôtel-Dieu pour une vaste collection purulente qui saillait à la fois dans la fosse iliaque gauche, dans le triangle de Scarpa et jusqu'au niveau du canal de Hunter. L'origine de l'abcès paraissait être une lésion des corps des vertèbres lombaires. Une ponction est faite avec le gros trocart de Potain ; il s'écoule 1800 gr. d'un pus grumeleux. On injecte 115 gr. d'éther iodoformé à 5 0/0 dans la poche qui se distend d'abord, puis peu à peu s'affaisse. Au bout de deux mois, lorsque la malade quittait l'hôpital, la cavité avait disparu et on ne trouvait plus qu'une petite tumeur grosse comme une noix, dure et résistante, sorte de noyau fibreux, vestige de l'ancien abcès.

Ajoutons que cette malade portait un second abcès au niveau de la paroi thoracique et dépendant d'une carie de la quatrième côte gauche. La veille du jour où l'opérée, guérie de sa collection vertébrale, quittait l'hôpital, nous avions évacué et injecté l'abcès costal. Or, cinq semaines plus tard, notre jeune femme vint se montrer à nous et non seulement l'abcès n'avait pas reparu, mais la poche thoracique s'était complètement oblitérée. Neuf mois se sont écoulés, nous venons de revoir la malade et la guérison s'est maintenue.

Observation IX

Reclus. In Études expérimentales sur la tuberculose.

Nous avons traité pour un abcès par congestion un habitant de Nemours, qui nous fut envoyé par le Dr Chopy. La poche, qui contenait 700 gr. de liquide, fut évacuée et une injection d'éther iodoformé fut faite ; malheureusement le trajet se rouvrit et pendant quelque temps le malade eut les ennuis d'un suintement continuel de sérosité purulente. Aussi, vient-il nous retrouver à l'hôpital et nous parvenons à oblitérer l'orifice de cette sorte de fistule avec de la baudruche et du collodion.

La collection se referme; nous la ponctionnons et nous pratiquons une injection nouvelle, efficace cette fois, et, pour avoir été retardée, la guérison n'en a pas été moins complète. Nous savons qu'elle s'est maintenue.

Observation X

Publiée par M. Reclus, dans les Études sur la tuberculose.

Au mois d'avril 1887 entre dans nos salles un jeune homme dont la fesse était soulevée par une collection purulente énorme; on percevait la fluctuation un peu partout, en dedans de l'ischion, dans le rectum et jusqu'au-dessus du petit bassin, dans la fosse iliaque gauche. Une ponction pratiquée avec un trocart aspirateur, à quelques centimètres en dehors de l'anus, donne issue à 800 gr. de liquide. Ici une seule injection a suffi; et au bout de six semaines, lorsque notre malade quitte le service, la cavité tout entière s'était oblitérée. Il restait bien à quelques centimètres de là une seconde poche indépendante de la première, et que nous avons méconnue, mais elle gênait si peu notre opéré, qu'il ne voulut pas d'une nouvelle intervention ; il retourna à son travail.

En résumé sur les neuf observations précédentes :

Deux fois il y a eu guérison après une seule injection, sans ouverture spontanée. Trois fois la guérison a été obtenue après deux injections et sans ouverture spontanée. Une fois guérison après la troisième injection sans ouverture spontanée.

Deux fois ouverture spontanée, mais suivie de guérison.

Une fois (obs. I) le malade a succombé aux conséquences d'une suppuration prolongée. Mais chez ce malade qui était arrivé à l'hôpital dans des conditions déplorables, les injections d'éther iodoformé ont eu quelques bons effets relatifs ; car elles ont fait baisser la température de un degré à un degré et demi. On peut penser que l'action de l'iodoforme sur la spécificité du pus a été profondément transformatrice, puisque les inoculations faites après la première injection sont restées négatives et que tout fait supposer qu'il n'en eût pas été de même avant l'injection. Cependant la conclusion ici n'est pas rigoureuse puisque l'essai n'a pas été tenté avant la première injection.

Les injections ont amené la disparition de la large poche qui occupait la fosse iliaque droite. A sa place on trouvait à l'autopsie un canal fibreux, dont la présence ne peut être attribuée qu'à la cicatrisation due à l'action de l'iodoforme.

Mais le malade a succombé. Par une autre méthode aurait-on obtenu un meilleur résultat ? Je ne le pense pas. Un curage radical eût été nécessaire. Il fallait détruire les trois poches puriformes, et ruginer les vertèbres malades. Quels délabrements n'eussent pas été nécessaires pour cela ; et à quels dangers immédiats le patient n'eût-il pas été exposé ! Car ainsi que le disait M. Lejars dans sa communication à la Société anatomique, l'adhérence de la veine cave inférieure à la paroi de l'abcès prévertébral, était tellement intime qu'il eût été impossible de tenter le grattage des vertèbres sans offenser presque inévitablement le gros tronc veineux. Sans compter qu'après les pertes de substance qu'aurait exigées ce traitement, il eût fallu un long temps avant que la réparation des tissus fût accomplie. Et pendant tout ce temps le malade était exposé à de nombreuses complications.

Enfin dans une autre observation, trois injections d'éther iodoformé, n'ayant pas amené la guérison, on se décida à intervenir par la méthode sanglante. C'est ce que dit M. Dudon dans une note qu'il a bien voulu joindre à l'observation : « Les injections d'éther iodoformé ont eu sans conteste, sur cet abcès, une action avantageuse, et si je suis intervenu par l'incision et le grattage, c'est que l'iodoforme me paraissait ne devoir amener la guérison qu'au bout d'un temps trop long ». Et il ajoute : « Au moment du grattage la paroi de l'abcès s'était épaissie, était devenue plus fibreuse, l'injection ayant modifié les fongosités qui la constituaient et leur ayant fait subir des changements favorables à la guérison ». Ce qui nous montre que l'iodoforme a une action réelle sur la paroi de la poche.

M'appuyant sur ce que j'ai lu et sur ce que j'ai vu, je me crois maintenant autorisé à dire que l'iodoforme jouit d'une action spécifique antituberculeuse et que les injections d'éther iodoformé modifient d'une façon utile et heureuse les parois des abcès par congestion ; qu'enfin elles amènent la guérison de ces abcès.

On pourrait même ajouter que l'éther iodoformé, plus que tout autre traitement, met à l'abri des récidives. Une de nos malades était venue réclamer des soins pour une récidive après grattage ; ce cas n'est pas isolé ; M. Reclus en cite de semblables qui lui sont personnels (*Gazette hebdomadaire*), et dans une autre publication il nous apprend que pareil mécompte est arrivé aux chirurgiens les plus habiles et les plus expérimentés tels que MM. Trélat, Guyon, Bouilly, Nélaton, Richelot, Quénu.

Est-ce-à dire que le traitement de Verneuil mette d'une façon absolue à l'abri des récidives? non, mais on peut dire que les récidives sont plus rares qu'avec le grattage, elles sont même exceptionnelles, car je crois que jusqu'à ce jour aucune observation de ce genre n'a été publiée. En outre, parmi tous les nombreux malades traités dans le service de M. Verneuil, aucun n'est revenu demander des soins pour un abcès récidivé. Tous les malades traités promettent cependant en quittant l'hôpital, de revenir, si l'abcès se reproduit. Il est probable que, sur le nombre, quelques-uns fussent revenus, s'il y avait eu récidive.

Jusqu'ici tout porte donc à croire que les succès obtenus par cette méthode sont durables.

CONCLUSIONS

Les injections d'éther iodoformé sont aussi efficaces dans la cure des grands abcès par congestion, que dans la cure des abcès froids idiopathiques.

L'iodoforme, dans ces cas, exerce une action profondément modificatrice des parois tuberculisées de l'abcès dont il détermine la guérison.

Le traitement est parfois de courte durée, néanmoins il est plus long pour les grands abcès d'origine vertébrale; en outre, il paraît être rarement suivi de récidive, et, certainement moins souvent que le traitement par d'autres méthodes.

Il peut être employé dans tous les cas sans exception, et ne connait pas de contre-indications.

Un grand avantage de ce mode de traitement, est son extrême simplicité ; il est à la portée des moins habiles et d'un manuel opératoire très facile.

Un autre grand avantage est son innocuité; car il supprime le traumatisme opératoire et réduit au minimum les chances possibles d'auto-inoculation.

Mais il ne faut pas oublier que la cure de l'abcès par congestion ou même de l'abcès froid idiopathique, n'est pas la cure complète de la maladie, et qu'il est indispensable de recourir en même temps au traitement général, surtout aux influences hygiéniques capables d'exercer une profonde influence sur l'organisme. Tels sont les séjours prolongés sur les bords de la mer, ou sur les hauts plateaux, selon l'indication.

INDEX BIBLIOGRAPHIQUE

Denonvilliers. — Art. *Abcès*, in Dictionnaire encyclopédique, 1864.

Laugier. — Art. *Abcès*, in Nouveau dict. de méd. et chir. pratiques, 1866.

Bergeron. — *Du traitement et de la prophylaxie de la scrofule par les bains de mer*, in Annales d'Hygiène publique et de médecine légale, 1868, t. XXIX, p. 261.

P. Reclus. — *Critique et clinique chirurgicales*, 1884.

Cazin. — *De l'influence des bains de mer sur la scrofule des enfants*, 1885.

A. Verneuil. — Communication au Congrès français de chirurgie, 1885.

— *Injections d'éther iodoformé dans les abcès froids*, in Revue de chirurgie, 10 mai 1885.

Georges Cowell. — *Leçon sur les abcès par congestion et leur traitement*, in British medical Journal. Mai 1885, p. 977.

Socin (de Bâle). — Communication au Congrès français de chirurgie, 1885.

Bouilly. — Communication au Congrès français de chirurgie, 1885.

J. Boeckel. — Communication au Congrès français de chirurgie, 1885.

Volkmann. — Communication au Congrès allemand de chirurgie, 1885.

Verchère. — *Traitement des abcès froids par les injections d'éther iodoformé*. Revue de chirurgie, 10 juin 1886.

A. Verneuil. — *Sur le pronostic et le traitement du mal vertébral*. Bull. de l'Acad. royale de Belgique, 3e série, t. XX.

Kirmisson. — Gazette hebdomadaire de médecine, 5 mars 1886.

Lannelongue et Coudray. — Art. *Mal de Pott* (col. vertéb.), in Nouv. dict. de médec. et chir. pratiques, 1886.

LESER. — Communication au Congrès allemand de chirurgie, 1886.

SCHEDE. — Communication au Congrès allemand de chirurgie, 1886.

P. RECLUS. — *Traitement des abcès froids*, in Gazette hebdomadaire de médecine, 7 janvier 1887.

TERRILLON. — *Leçon sur les abcès froids*, in Progrès médical, 8 janvier 1887, p. 23.

— *Leçon sur les abcès froids ossifluents*, in Progrès médical, 22 janvier 1887, p. 63.

BRUNS. — Communication au Congrès allemand de chirurgie, 1887.

P. RECLUS. — Cliniques chirurgicales de l'Hôtel-Dieu, 1887.

— *Traitement des abcès tuberculeux*, in Études expérimentales et cliniques sur la tuberculose, t. I, fasc. 2, p. 626.

LANNELONGUE. — *Tuberculose vertébrale*, 1888.

NÉLATON. — *Traité de pathologie externe.*

FOLLIN et DUPLAY. — *Traité de pathologie externe.*

KIRMISSON. — *Traité de pathologie externe.*

IMPRIMERIE LEMALE ET Cie, HAVRE